AF245909

TRAITÉ ÉLÉMENTAIRE DES PESAGES

À L'USAGE DES MÉDECINS-INSPECTEURS

PAR

le Dr SUTILS

DE LA CHAPELLE-LA-REINE

*Président de la Société des Médecins-inspecteurs de
la protection des enfants du premier âge,
Lauréat de l'Académie de médecine et de l'Académie des sciences,
Président du comité de la Société de secours aux blessés,
Officier d'Académie*

Médaille d'Honneur (Ministère de l'Intérieur 1885)
Médaille d'Argent (Académie de Médecine 1886)
Médaille d'Argent (Exposition d'Hygiène de l'Enfance, Paris 1887)
Médaille de Vermeil (Académie de Médecine 1888)
Médaille d'Honneur de 1re Classe (Ministère de l'Intérieur 1889)
Médaille de Bronze (Exposition Universelle, Paris 1889)
Médaille d'Or (Exposition Internationale d'Hygiène, Toulon 1890)
Rappel de Médaille de Vermeil (Académie de Médecine 1890)
1re Mention Honorable
(Académie des Sciences, Concours Bellion 1890)
Rappel de Médaille de Vermeil (Académie de Médecine 1893)
Médaille d'Argent (Vaccine, Académie de Médecine 1893)
Médaille d'Argent (Exposition d'Hygiène de Dijon 1893)
Médaille de Bronze (Société protectrice de l'Enfance 1896)
Rappel de Médaille de Vermeil (Académie de Médecine 1896)
Médaille d'Argent (Vaccine, Académie de Médecine 1896)
Médaille d'Argent (Société protectrice de l'Enfance 1897)
Rappel de Médaille de Vermeil (Académie de Médecine 1897)

1900

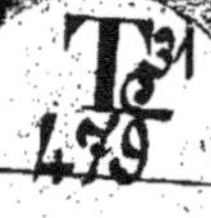

MANUEL ÉLÉMENTAIRE

DES PESAGES

A L'USAGE DES

MÉDECINS-INSPECTEURS

PAR

Le Dr SUTILS

DE LA CHAPELLE-LA-REINE

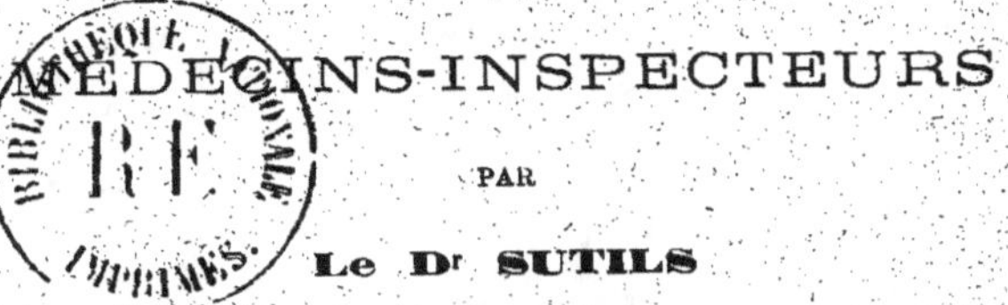

*Président de la Société des Médecins-inspecteurs de
la protection des enfants du premier âge.*
Lauréat de l'Académie de médecine, et de l'Académie des sciences.
Président du comité de la Société de secours aux blessés.
Officier d'Académie.

Médaille d'Honneur (Ministère de l'Intérieur 1885)
Médaille d'Argent (Académie de Médecine 1886)
Médaille d'Argent (Exposition d'Hygiène de l'Enfance, Paris 1887)
Médaille de Vermeil (Académie de Médecine 1888)
Médaille d'Honneur de 1re Classe (Ministère de l'Intérieur 1889)
Médaille de Bronze (Exposition Universelle, Paris 1889)
Médaille d'Or (Exposition Internationale d'Hygiène, Toulon 1890)
Rappel de Médaille de Vermeil (Académie de Médecine 1890)
1re Mention Honorable
(Académie des Sciences, Concours Bellion 1890)
Rappel de Médaille de Vermeil (Académie de Médecine 1893)
Médaille d'Argent (Vaccine. Académie de Médecine 1893)
Médaille d'Argent (Exposition d'Hygiène de Dijon 1893)
Médaille de Bronze (Société protectrice de l'Enfance 1896)
Rappel de Médaille de Vermeil (Académie de Médecine 1896)
Médaille d'Argent (Vaccine. Académie de Médecine 1896)
Médaille d'Argent (Société protectrice de l'Enfance 1897)
Rappel de Médaille de Vermeil (Académie de Médecine 1897)

1900

J'ai rédigé ces quelques notes qui sont un résumé de mes travaux, dans le but d'être utile à ceux de mes confrères qui voudront bien se livrer aux pesages. Aussi un exemplaire, en sera-t-il joint à chaque pèse-bébé.

Il y a bien mon *Guide des pesages*, mais il faut l'acheter ; il a l'avantage d'avoir des planches, mais il est en retard de 10 ans, et bien des observations que j'ai pu faire depuis ne m'avaient pas encore frappé à cette époque.

Mes conclusions générales sont restées intactes, mais mes applications particulières se sont enrichies par le fait de mes nombreux points de comparaison.

J'ai eu le plaisir de voir mes chiffres cités dans de nombreux ouvrages traitant de l'hygiène ou de la thérapeutique de la première enfance et je viens de lire, entr'autres, un excellent volume de 650 pages, très documenté (*L'allaitement artificiel des nourrissons par le lait stérilisé du Dr Emile Mauchamp. Paris, Georges Carré et Naud, éditeurs, 3, rue Racine*), dont je me permets d'extraire le passage suivant : (après avoir cité les chiffres des différents auteurs sur le poids des Enfants).

Page 551   « *Mais plus récemment, le Dr Sutils de La Chapelle-la-*
« *Reine (Seine-et-Marne), qui depuis longtemps s'occupe particulière-*
« *ment de cette question, a dressé un tableau de poids moyen des*
« *enfants et d'accroissement normal, dont les chiffres font actuelle-*
« *ment autorité et d'après lesquels nous avons fixé la courbe normale*
« *ou moyenne de repère, indiquée dans nos graphiques d'observations*
« *par un tracé fin pour les 12 premiers mois.*

« *Nous reproduisons ici, tel que l'a publié M. Sutils, etc., etc.*

Je trouve dans le même ouvrage, sous la signature du Dr Dufour, créateur de l'œuvre de la *goutte de lait* à Fécamp, les lignes suivantes :

. . . .

Page 174 :   « *La seconde année, tout en continuant de donner du*
« *lait stérilisé, j'ai pesé tous les mois les enfants, ce que je n'avais pu*
« *faire la première année, au milieu de tous les soucis de l'installa-*
« *tion.*

« *Cet acte a été des plus profitables ; il est impossible de faire bien,*
« *dans une entreprise comme celle-là, sans pesées. J'ai pris comme*
« *bascule et comme courbes, celles du Dr Sutils de La Chapelle-la-*
« *Reine ; je n'ai eu qu'à m'en louer. Son manuel du pesage est des*
« *plus intéressants et des plus instructifs.*

« Il en est résulté que d'abord mes enfants pauvres ont été mieux
« tenus. Obligées de les déshabiller tous dans une même salle, les
« mères ont pu faire des comparaisons entre elles sur la tenue de leurs
« enfants : leur amour-propre a été piqué et cela a été pour le plus
« grand bien des petits.

« Ensuite, j'ai pu voir que, tout en suivant une courbe régulière,
« tout en allant bien, tout en ayant un bon état général dans l'ensem-
« ble, les enfants se tenaient, pour la plupart, en dessous de la courbe
« moyenne de Sutils.

. . . .

« Frappé de ce que nous arrivions difficilement à dépasser la
« moyenne, j'en vins à faire du lait humanisé stérilisé.

« Dès lors, tout changea ; les courbes, au lieu de se tenir pour la
« plupart en dessous de la courbe de Sutils, en arrivèrent à se tenir
« pour la plupart en dessus de cette moyenne.

Je remercie le Dr Dufour que je n'ai pas l'honneur de connaître,
d'avoir ainsi affirmé que mes chiffres et mon instrument ont pu lui
être de quelque utilité et souhaite qu'ils puissent rendre les mêmes
services au plus grand nombre possible de mes confrères, pour le
plus grand bien de nos petits enfants.

Pèse-bébé du Dr SUTILS

MODÈLE 1885

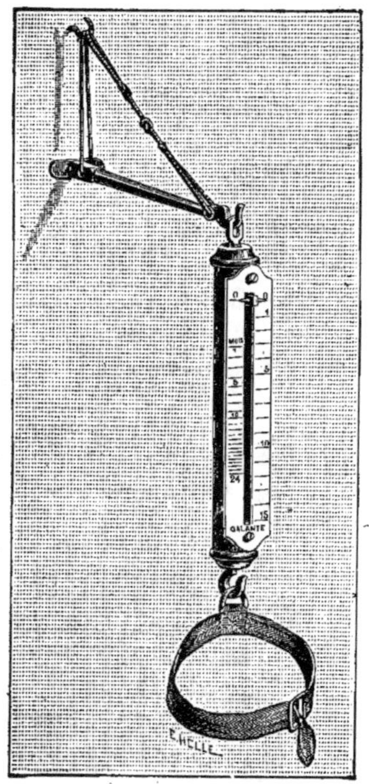

Poids de l'appareil avec tous ses accessoires
1.240 grammes.
Longueur totale 36 cent.
Circonférence au-dessus de l'étui 19 cent.

Pèse-bébé du Dr SUTILS

MODÈLE 1899

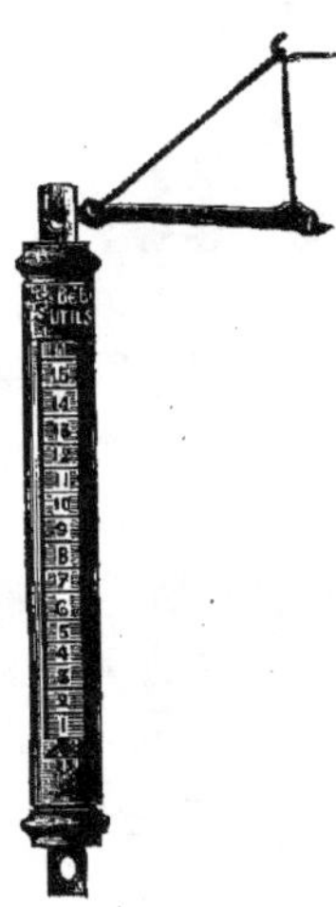

Poids de l'appareil avec tous ses accessoires
820 grammes.
Longueur totale 35 cent.
Circonférence au-dessus de l'étui 15 cent.

S'adresser pour tous renseignements au **Dr SUTILS**, à la Chapelle-la-Reine.

APPLICATION

DES PESAGES RÉGULIERS

A LA

SURVEILLANCE DES ENFANTS DU PREMIER AGE

Il est inutile aujourd'hui d'insister sur l'utilité des pesages réguliers des jeunes enfants.

Cette méthode est entrée dans la pratique journalière et rend les plus grands services soit aux parents, soit aux médecins-inspecteurs.

Elle est d'ailleurs le seul juge parfaitement exact et impartial de l'état de santé de l'enfant.

Il est nécessaire, cependant, pour pouvoir tirer de ces pesages les bénéfices qu'ils doivent procurer, d'avoir quelques notions générales sur le poids normal et sur les différentes variations que l'on peut rencontrer dans la courbe que trace sur une feuille de pesage la série de ces poids.

Le pesage peut se faire avec n'importe quelle balance, en tenant un compte exact du poids des vêtements si l'enfant n'a pas été déshabillé au préalable. Dans les premiers mois on pourra peser l'enfant tous les 8 jours et ensuite tous les 15 jours. Pendant la deuxième année, un pesage mensuel suffit largement.

Peser tous les jours ne me paraît utile au point de vue pratique que dans le cas où l'on veut se rendre un compte exact de la marche d'une maladie, des progrès d'une convalescence, ou si l'on doute de la nourrice et qu'on veuille savoir quelle quantité de lait est ingérée. Dans ce cas, le pesage devra se faire plusieurs fois par jour, avant la mise au sein et après chaque tetée.

Le pesage journalier est sujet à des variations dues soit aux repas soit aux selles, soit à l'évacuation des urines. Cette source d'erreurs disparaît totalement lorsque les pesages sont éloignés d'un mois comme dans l'inspection des enfants.

Sollicité de vouloir bien faire construire un pèse-bébés portatif, j'ai créé mon modèle 1885.

Celui-ci, après avoir été encouragé par l'Académie de médecine et le Comité supérieur de la protection du premier âge, après avoir

*

été adopté officiellement par plusieurs départements pour le service de la protection, après avoir obtenu successivement plusieurs médailles d'or et d'argent dans les Expositions d'Hygiène de l'Enfance de Paris, d'Hygiène de Toulon et de Dijon et une médaille de bronze à l'Exposition universelle de 1889 (section de l'Assistance publique, ministère de l'intérieur), a connu enfin les tristesses de la persécution.

La commission de métrologie usuelle en a subitement interdit la vente et la fabrication, comme instrument de pesage à ressort.

Différentes démarches tentées pour la faire revenir sur cette décision, ont échoué, y compris celle qui a été faite par le ministère de l'intérieur auprès du ministère de commerce, qui m'a valu en réponse, une lettre comminatoire dans laquelle on m'en interdisait même l'usage, sous peine de poursuites.

J'ai néanmoins continué à peser mes nourrissons pour leur plus grand bien.

Enfin, en 1899, cette même commission de métrologie usuelle, mieux renseignée, a bien voulu céder aux instances du ministre du commerce lui-même et de LA SOCIÉTÉ DU SOU MÉDICAL et a autorisé la vente et la fabrication de mon pèse-bébé, moyennant de légères modifications adoptées à l'amiable :

(Suppression de la mention kilog.; Remplacement du crochet inférieur par un anneau).

Il est en conséquence considéré aujourd'hui, non comme un instrument de pesage destiné au commerce, mais comme un outil de la profession médicale, ce qu'il n'avait jamais cessé d'être.

Cette période d'arrêt avait suffi pour épuiser le stock disponible et me mettre dans l'embarras par suite des demandes que je ne pouvais satisfaire.

D'un autre côté, l'arrêt dans la fabrication m'a permis de réfléchir et de me rendre compte des modifications possibles au point de vue du volume, de la solidité et de la légèreté.

Il en est résulté un nouvel instrument d'un poids inférieur au premier, l'échelle de graduation constituée par une plaque de cuivre nickelé ayant été supprimée; d'un moindre volume, la nouvelle graduation se trouvant gravée sur le tube intérieur au lieu de l'échelle extérieure maintenue par des vis et de l'index saillant, remplacé par un index inamovible.

Plus de vis qui peuvent prendre du jeu à la longue, plus de saillie qui gêne, plus d'index qui s'accroche dans l'étui, par conséquent solidité absolue, plus de chance de détérioration ou d'usure.

Le poids de l'ancien modèle était de 1240 grammes avec ses accessoires. Le poids du nouveau modèle est de 820 grammes avec ses accessoires. Il a été fabriqué quelques exemplaires en aluminium dont le poids total ne dépasse pas 600 grammes.

Ce nouvel instrument se compose d'un ressort à boudin parfaitement calibré et trempé, d'une solidité a l'épreuve. Ce ressort logé dans l'intérieur de deux tubes, est fixé, par une tête en bronze nickelé, à la partie supérieure du tube extérieur et à la partie inférieure de l'autre.

Une large fenêtre longitudinale pratiquée dans le tube extérieur laisse voir la graduation gravée sur le tube intérieur. En bas de cette fenêtre, un index fixe sert de point de repère pour la lecture du poids indiqué par l'enfant qui allonge le ressort. Le tube intérieur descendant avec lui, amène au niveau de l'index le chiffre du poids.

On enlève l'enfant, (ce poids étant connu) et le tube remonte à sa place primitive, l'index se trouvant alors à zéro.

Un anneau à la partie supérieure, s'accroche à la potence, un autre à la partie inférieure, reçoit le crochet de la ceinture.

Les accessoires se composent :

1º *d'une potence* destinée à éloigner l'enfant du point de suspension, pour qu'il n'ait aucun point de contact.

2º *d'une ceinture* en tissu de laine très solide, munie en avant d'une boucle, en arrière d'un crochet.

3º *d'une vrille* et de pitons ouverts.

4º *d'un étui en cuir verni* très léger, très résistant, se fixant facilement sur une bicyclette, pouvant se porter dans la poche ou se loger dans une trousse d'accouchement. On peut remplacer l'étui par un écrin en peau.

5º *de feuilles de pesages*, indispensables pour suivre la marche.

6º *d'une plaquette* en celluloïde indiquant les poids moyens jusqu'à 2 ans.

7º D'une notice très détaillée sur les applications des pesages.

L'exactitude des instruments à ressort gradués en bloc comme cela se pratiquait lorsqu'ils étaient encore tolérés dans le commerce, laissant beaucoup à désirer, il est nécessaire d'employer des moyens beaucoup plus longs et beaucoup plus coûteux, mais donnant toute garantie.

Pour cela, chaque instrument terminé par le constructeur mais non gradué, ni nickelé, m'est expédié.

A l'aide d'une tige à crochets du poids exact d'un kilog, j'y suspends les uns après les autres les poids nécessaires et je trace kilog. par kilog., à l'aide d'un burin, les divisions que le graveur se chargera de numéroter et de rendres plus apparentes.

La gravure devant être faite sur le tube intérieur, on démonte alors l'instrument. On le remonte pour aller au Nickelage où il est démonté de nouveau. Toutes ces opérations successives sont indispensables.

De cette façon, chaque pèse-bébé possède sa graduation personnelle, les uns ayant une portée de 14 kilog. (minimum), les autres allant à 15 et 16 kilog.

Au retour du nickelage, je les vérifie et les poinçonne s'ils sont parfaitement exacts.

Avec ces précautions, la précision est absolue et perpétuelle, les instruments qui servent depuis 15 ans d'une façon journalière n'ont éprouvé aucune variation, ce que j'ai constaté à maintes reprises à l'aide des poids.

En résumé, il fallait un instrument portatif pour le pesage des nourrissons à domicile et c'est dans ce but qu'on m'avait engagé à créer mon premier modèle. Il a répondu à l'attente et a rendu de grands services. Ses légères imperfections que l'usage prolongé m'a fait connaître, sont corrigées par le nouveau qui est plus léger, moins volumineux, inusable, incassable, indérangeable ; il remplit donc au mieux les conditions que doit réunir un outil dont on se sert journellement e ait disparaître tout obstacle à la vulgarisation des pesages.

FAÇON DE PROCÉDER AU PESAGE.

Le point de suspension devra se trouver au moins à un mètre cinquante centimètres du sol, suivant la taille du médecin, de façon à avoir l'enfant à sa portée et la graduation à hauteur convenable pour en faciliter la lecture.

On établira ce point de suspension à l'aide d'un piton ouvert, dans l'endroit le mieux éclairé, mais surtout à l'abri des courants d'air. Chacun sera juge de la convenance suivant la disposition des lieux.

L'enfant sera déshabillé ou ses vêtements seront pesés après coup, sinon on fera des erreurs grossières, puis placé sur les genoux de la nourrice qui maintient les bras pendant qu'on passe la ceinture et qu'on la boucle par devant. Le crochet se trouve ainsi par derrière et il ne reste plus qu'à l'introduire dans l'anneau inférieur du pèse-bébé.

Avec les enfants jeunes il n'y a aucune difficulté, mais, plus tard, il en est qui se défendent. C'est pour cela qu'il faut, dès le début, habituer la nourrice à mettre seule la ceinture et à suspendre l'enfant.

Un instant d'immobilité vous donne le poids, vous jetez un coup d'œil avant de l'inscrire, sur le carnet de la nourrice, pour le comparer au poids du mois précédent et si vous constatez un écart qui vous paraisse trop grand, n'hésitez pas à peser de nouveau afin d'être bien sûr de n'avoir pas commis d'erreur.

Tout cela se fait avec la plus grande rapidité lorsque le médecin a acquis une certaine habitude et que la nourrice est dressée.

FEUILLE DE PESAGES Moyenne du Docteur SUTILS — Tracé N°

FEUILLES DE PESAGES.

Vous inscrivez le poids à la suite des précédents en tenant compte de la date, vous interrogez la nourrice sur les causes probables des variations que vous avez pu constater, sur la dentition et vous relevez à temps perdu les résultats obtenus, sur les feuilles de pesages, par une série de points que vous rejoignez par des traits et qui vous donnent la courbe de l'enfant.

J'ai fait graver pour cela des feuilles qui ont été adoptées par les départements et distribuées aux médecins-inspecteurs qui se livrent aux pesages.

Chacun des points correspondants au poids relevé se marquera au point d'intersection de la ligne horizontale (poids) et de la ligne verticale (mois) ; des lignes pâles entre les lignes fortes indiquent les semaines et recevront les indications, suivant que les visites auront été plus ou moins espacées. De cette façon, la courbe de l'enfant sera toujours exacte.

Les lignes fortes ont été ponctuées par 100 grammes pour faciliter l'inscription du poids en indiquant à quelle hauteur doit se placer le point, soit sur ces lignes, soit sur les lignes pâles.

Pour plus de clarté, je me sers de crayons de diverses couleurs : bleu (sein) violet (mixte) bistre (sevrage) rouge (biberon), le même tracé pouvant recevoir toutes les couleurs successivement, suivant son histoire.

Ma moyenne est gravée sur toutes les feuilles, de façon à établir un terme constant de comparaison.

On aura soin de noter au-dessous du tracé la dentition, la vaccination, le sevrage, la grossesse, les différents états maladifs et toutes indications pouvant être utiles.

ACCROISSEMENT NORMAL.

La moyenne d'augmentation du poids des enfants, de la naissance à 2 ans, que j'avais adoptée en 1888, avait été calculée sur le poids mensuel de tous les enfants sans exception, *malades ou non*, qui avaient peuplé ma circonscription. Elle était basée sur 3.600 pesages. (Moyenne n° **I**.)

Elle est confirmée par mes nouvelles observations, mais je me suis demandé s'il n'y avait pas lieu d'établir de nouvelles moyennes sur de nouvelles bases.

Pourquoi ne pas faire une moyenne ne comprenant que les enfants *bien portants* de tout élevage, laissant de côté tous ceux qui ont été réellement malades pendant leur séjour en nourrice ? (Moyenne n° **II**.)

Pourquoi ne pas y ajouer ensuite :

1° Une moyenne ne comprenant que les enfants élevés au sein ou à l'allaitement mixte, tous bien portants ? (Moyenne n° **III**.)

2° Une moyenne ne comprenant que l'élevage au biberon ou au verre ? (Enfants tous bien portants.) (Moyenne n° **IV**.)

Nous aurions ainsi deux moyennes générales et les moyennes par genre d'élevage.

Le nombre considérable de mes observations m'a permis aujourd'hui de faire cette sélection, ce qui m'eût été difficile en 1888, le nombre de mes tracés d'enfants bien portants n'étant pas suffisant.

Les tableaux suivants en donnent les résultats :

POIDS MOYEN DES ENFANTS PENDANT LES DEUX PREMIÈRES ANNÉES

	MOYENNE n° I	MOYENNE n° II	MOYENNE n° III	MOYENNE n° IV
	EN TOTALITÉ, malades ou bien portants	BIEN PORTANTS sein et biberon	BIEN PORTANTS sein	BIEN PORTANTS biberon
Naissance	3k 000	3k 000	2k 900	3k 100
1 mois	3k 750	3k 800	3k 700	3k 900
2 mois	4k 450	4k 550	4k 450	4k 650
3 mois	5k 100	5k 250	5k 150	5k 350
4 mois	5k 700	5k 900	5k 800	6k 000
5 mois	6k 250	6k 500	6k 400	6k 600
6 mois	6k 750	7k 050	6k 950	7k 150
7 mois	7k 200	7k 550	7k 450	7k 650
8 mois	7k 600	7k 975	7k 850	8k 100
9 mois	8k 000	8k 350	8k 200	8k 550
10 mois	8k 350	8k 675	8k 500	8k 850
11 mois	8k 700	8k 950	8k 750	9k 150
1 an	9k 000	9k 225	9k 000	9k 450
13 mois	9k 300	9k 500	9k 250	9k 750
14 mois	9k 550	9k 775	9k 500	10k 050
15 mois	9k 800	10k 030	9k 750	10k 350
16 mois	10k 050	10k 325	10k 000	10k 650
17 mois	10k 300	10k 575	10k 200	10k 950
18 mois	10k 500	10k 800	10k 400	11k 200
19 mois	10k 700	11k 000	10k 550	11k 450
20 mois	10k 900	11k 200	10k 700	11k 700
21 mois	11k 100	11k 400	10k 850	11k 950
22 mois	11k 250	11k 575	11k 000	12k 150
23 mois	11k 400	11k 750	11k 150	12k 350
24 mois	11k 550	11k 925	11k 300	12k 550

ACCROISSEMENT MENSUEL DES ENFANTS PENDANT LES DEUX PREMIÈRES ANNÉES

MOYENNE n° **I** MOYENNE n° **II** MOYENNE n° **III** MOYENNE n° **IV**

	EN TOTALITÉ malades ou bien portants	BIEN PORTANTS sein et biberon	BIEN PORTANTS sein	BIEN PORTANTS biberon
Naissance				
1 mois	750 gr.	800 gr.	800 gr.	800 gr.
2 mois	700 —	750 —	750 —	750 —
3 mois	650 —	700 —	700 —	700 —
4 mois	600 —	650 —	650 —	650 —
5 mois	550 —	600 —	600 —	600 —
6 mois	500 —	550 —	550 —	550 —
7 mois	450 —	500 —	500 —	500 —
8 mois	400 —	425 —	400 —	450 —
9 mois	400 —	375 —	350 —	400 —
10 mois	350 —	325 —	300 —	350 —
11 mois	350 —	275 —	250 —	300 —
1 an	300 —	275 —	250 —	300 —
13 mois	300 —	275 —	250 —	300 —
14 mois	250 —	275 —	250 —	300 —
15 mois	250 —	275 —	250 —	300 —
16 mois	250 —	275 —	250 —	300 —
17 mois	250 —	250 —	200 —	300 —
18 mois	200 —	225 —	200 —	250 —
19 mois	200 —	200 —	150 —	250 —
20 mois	200 —	200 —	150 —	250 —
21 mois	200 —	200 —	150 —	250 —
22 mois	150 —	175 —	150 —	200 —
23 mois	150 —	175 —	150 —	200 —
24 mois	150 —	175 —	150 —	200 —

Les résultats généraux sont ceux-ci :

Moyenne n° **I**. Ancienne. (tout élevage).	Naissance 3k 000	à 1 an 9k 000	à 2 ans 11k 530
Moyenne n° **II**. Nouvelle. (tout élevage).	— 3k 000	— 9k 225	— 11k 925
Moyenne n° **III**. Sein.	— 2k 900	— 9k 000	— 11k 330
Moyenne n° **IV**. Biberon.	— 3k 100	— 9k 450	— 12k 500

Comme vous pouvez le constater, il y a un écart sensible, d'abord entre les deux premières moyennes, écart facilement explicable par l'absence des maladies dans la 2e et par conséquent un niveau plus élevé se prononçant surtout pendant la seconde année.

L'écart entre les enfants au *sein* et au *biberon* est encore plus considérable.

En effet, si depuis la naissance jusqu'à 8 mois, leur marche est absolument parallèle, celle du sein étant inférieure de 200 grammes et l'accroissement mensuel étant identique, à partir de ce moment, l'écart s'accentue de façon à être de 1.200 grammes à 2 ans.

Cette plus-value du biberon tient aux tracés très élevés auxquels j'ai donné le nom de *Marche de Biberon* qui sont assez fréquents et offrent des poids énormes que les enfants au sein n'atteignent jamais.

Cette marche ascendante se prononce surtout pendant la seconde année.

Quant à la différence du poids initial qui est de 200 grammes, elle est due sans doute à la présence dans l'élevage au sein, d'un certain nombre d'enfants, soit nés avant terme, soit très débiles, qui ont été confiés à une nourrice au sein sur la recommandation du médecin de la famille et dont une partie aurait été élevée au biberon sans ces mauvaises conditions.

Une deuxième raison est celle-ci : un certain nombre d'enfants placés au biberon surtout pendant l'été, sont morts avant d'avoir été visités, des suites d'affections instestinales.

Ces victimes du biberon n'ont pu entrer en ligne de compte et comme la plupart étaient très débiles à leur arrivée, ils auraient légèrement abaissé le poids initial.

Pour toutes ces raisons, je suis arrivé à un point de départ de 2 k. 900 pour le sein, de 3 k. 100 pour le biberon et pour les deux élevages réunis de 3 k. 000, chiffre conforme à celui de ma 1re moyenne.

POIDS INITIAL.

On a trouvé le poids initial de 3 k. 000 un peu faible et tous les médecins qui s'occupent de l'hygiène de l'enfance admettent un poids de début plus élevé.

J'en suis fort étonné. Cela tient sans doute à ce qu'ils ne pèsent que des enfants de familles aisées, qui sont en meilleur état que ceux de la classe ouvrière, mais ils ne sont pas le nombre.

La Maternité de Paris sur *20.000* pesages a donné *3 k. 020.*

Ici même, chez mes paysans qui en général sont robustes, dont les femmes sont bien bâties, les enfants de 3 k. 000 sont les bons moyens.

En principe, la constatation du poids initial chez un enfant venu dans des conditions normales, est un précieux renseignement pour sa marche future ; j'en parlerai tout à l'heure.

Les 7 à 8 premiers mois sont incontestablement pour les enfants de tout poids, les plus remarquables pour leur régularité ; ils ne sont pas encoré éprouvés par la dentition et ils sont plus épargnés par les maladies que pendant la période de début (1) et pendant la 2e année.

Ainsi sur 400 tracés, si j'en défalque une quarantaine dont l'observation commence un peu tard, c'est-à-dire sur 360, j'en trouve 248 dont 157 du sein et 91 du biberon, qui ne présentent aucun accident marqué, même de dentition, pendant cette période.

Les deux tiers des enfants présents sont donc très bien portants jusqu'à 8 mois.

A partir de ce moment, l'enfant est plus éprouvé et les tracés sans accidents deviennent plus rares.

La 2e année, sous ce rapport, est certainement l'époque sinon la plus dangereuse, du moins la plus pénible et c'est à tort que l'on a parlé de supprimer la surveillance à ce moment.

C'est en effet la période la plus critique de la dentition, celle des accidents de sevrage, sans compter les états maladifs variés.

POIDS EXTRÊMES.

Mes chiffres, à la fin de 1888, roulaient sur 3,600 pesages. Aujourd'hui ils dépassent 10,000 et reposent par conséquent sur une base plus large. S'ils ont apporté la confirmation de mes poids moyens, ils ont élargi le champ des poids extrêmes et donné à mes premiers chiffres une plus grande élasticité.

Le poids de mes nourrissons a varié :

A la naissance...........	de 1 k. 300	à 4 k. 500
A 1 an	de 4 k. 200	à 14 k. 700
A 2 ans...................	de 8 k. 300	à 18 k. 700

Mes résulats antérieurs donnaient :

A la naissance	de 1 k. 500	à 3 k. 800
A 1 an...................	de 6 k. 300	à 11 k. 700
A 2 ans...................	de 8 k. 300	à 15 k. 500

Il y a donc un écart très sensible entre mes poids extrêmes, lesquels d'ailleurs n'ont en rien changé la moyenne, les résultats en moins corrigeant les résultats en plus.

Je dois avouer cependant que cet écart énorme est plus apparent que réel, car tous mes gros chiffres maxima m'ont été donnés

---

(1) Cette période de début, la plus meurtrière, ne peut entrer en ligne de compte pour la marche du poids, les enfants morts pendant les deux premiers mois n'ayant pas de tracé.

par le même sujet et ne constituent par conséquent qu'une très rare exception.

Il est bon de connaître ces chiffres pour ne pas être surpris, mais il faut savoir en même temps qu'on ne les voit que par hasard et que l'on peut prendre des centaines d'observations sans les rencontrer.

L'augmentation mensuelle la plus considérable a été de 2 k. 300 et la diminution de 1100 grammes, chiffres donnés par mes premières observations et qui n'ont pas été dépassés depuis.

PARALLÈLE ENTRE L'ÉLEVAGE AU SEIN ET L'ÉLEVAGE AU BIBERON

Sein.

Le poids initial chez les enfants nés dans des conditions normales et élevés au sein, nous indiquera de suite la race du sujet ; sa marche doit être conforme à ce poids et, sauf maladies graves, accidents de grossesse ou insuffisance de lait, doit se maintenir à une hauteur équivalente.

S'il pèse 3 k. 500 ou plus, c'est-à-dire s'il est très vigoureux l'enfant ne doit jamais se rapprocher de la moyenne (sauf maladie) et encore moins passer au-dessous, mais au contraire, augmenter sans cesse la distance qui le sépare de cette moyenne, sans que cet écart puisse prendre des proportions analogues à celles du biberon.

S'il pesait 3. kilogs environ, il devra suivre docilement la moyenne, tantôt collé contre elle, tantôt légèrement au-dessus ou au-dessous.

Enfin, l'enfant débile qui est d'un certain poids au-dessous de la moyenne, n'a pas de tendance à s'en rapprocher. Ce fait m'avait déjà frappé et j'avais signalé que ces enfants, dont l'acroissement pendant les premiers mois suit à peu près la normale, s'en éloignent un peu de mois en mois, de façon à avoir un déficit de 1 à 2 kil. à un an, suivant leur point de départ.

C'est la marche physiologique de ces enfants et elle est très compatible avec la bonne santé.

Ne vous pressez donc pas de féliciter trop haut une nourrice dont l'enfant a un tracé élevé et n'incriminez pas trop vite celle dont le nourrisson suit une marche au-dessous de la moyenne.

Consultez le poids initial, c'est lui qui devra vous servir de guide.

Je ne veux pas dire qu'une bonne nourrice ne soit pas capable de faire faire des progrès à son élève et surtout de le relever s'il a souffert antérieurement, j'affirme seulement qu'une excellente nourrice peut avoir un nourisson d'un poids progressif peu élevé, lorsqu'une autre à côté, moins recommandable au point de vue du lait montrera un enfant à marche supérieure.

Surtout, méfiez-vous, au sein, des tracés très rapides, à ascensions très marquées, vous êtes joué si le fait se produit d'une façon suivie ; votre nourrice donne ostensiblement le sein et largement le biberon dès votre départ.

J'ai été pris plusieurs fois et le serai probablement encore ; mais cette marche étant incompatible avec l'élevage au *sein* et fréquente au contraire avec le *biberon* je me tiens sur mes gardes.

Le poids suit donc chez les enfants élevés au *sein* et bien portants une marche très régulière. Ces enfants ont l'avantage de n'être que très peu sujets aux affections intestinales graves ; leurs décès sont rares et tout serait pour le mieux si la quantité et la qualité du lait étaient certaines.

Malheureusement, il n'en est pas toujours ainsi et si l'une de ces conditions fait défaut, les déboires commencent.

Les limites de cette communication ne me permettent pas de m'étendre ; je dirai seulement que l'insuffisance de lait et la grossesse sont clairement marquées par le poids, et que les résultats du sevrage sont nettement indiqués.

BIBERON.

Un certain nombre d'observations relatives à cet élevage, ressemblent à s'y méprendre aux tracés du sein, mais c'est le petit nombre.

De mes premiers travaux, j'avais conclu que les tracés exceptionnellement élevés appartiennent tous sans exception à l'élevage au biberon.

J'affirme plus que jamais que c'est la règle absolue, mais j'y ajoute les tracés *mixtes* dans lesquels le biberon joue le plus grand rôle.

Les enfants de ce genre suivent une marche particulière que j'ai nommée *marche de Biberon* ; leurs augmentations mensuelles sont considérables et ne subissent pas la diminution progressive de l'accroissement régulier.

En quelques bonds suivis, ils atteignent et dépassent la moyenne (s'il étaient en dessous) et se trouvent bientôt en haut d'une feuille d'observations, abordant, à un an, des poids que les plus beaux enfants au sein ne voient pas avant deux ans et plus.

Il y a, dans l'élevage au biberon contrôlé par le poids, des contradictions qu'on ne rencontre pas dans l'élevage au sein dont la marche est beaucoup plus régulière et suit avec ponctualité son niveau particulier, sauf accident.

Ainsi, un enfant très débile, d'un poids très inférieur, si le biberon lui sourit, va rapidement s'élever au-dessus de la moyenne et atteindre les plus hauts poids.

Au contraire, un biberonneux né robuste, au-dessus de la moyenne, à l'estomac duquel le lait de vache ne convient pas, passe rapidement au-dessous de la moyenne et s'en écarte de jour en jour davantage, pour arriver, à deux ans, dans un état relativement satisfaisant, mais ne concordant pas avec son point de départ.

Le poids initial a donc moins d'importance que pour l'élevage au sein, car la marche variera suivant l'aptitude plus ou moins grande à digérer le lait.

Quelques enfants au biberon sont fidèles à leur point de départ, mais en général, ce n'est que deux ou trois mois après l'arrivée que vous pourrez juger de la marche future et vous pourrez le faire sainement à cette époque.

La deuxième année du biberon, sauf accidents pathologiques, est plus régulière que la deuxième année du sein et c'est facile à comprendre, les ennuis du sevrage facultatif ou forcé n'existant pas.

En résumé, les partisans de chacun de ces élevages ont de bonnes raisons à donner pour soutenir leur opinion et si je suis très partisan de l'élevage au sein, je ne puis nier les ennuis que l'on y rencontre.

Les inconvénients de l'allaitement artificiel sont encore pires, bien que palliés aujourd'hui par la suppression du biberon à tube et la stérilisation ; je n'en veux pour preuve que les chiffres suivants tirés de ma statistique personnelle.

Mortalité des années...........	Sein	Biberon
1890-91-92-93-94-95-96...........	1.44 0/0	8.0 0/0
(Mêmes années).		
Enfants ayant été malades........	38 0/0	54 0/0

Ces chiffres se passent de commentaires.

Je vais vous présenter maintenant mes conclusions générales sur les pesages, puis les applications aux différents cas physiologiques ou pathologiques qui se rencontrent le plus souvent.

CONCLUSIONS GÉNÉRALES OU APHORISMES.

Le grand nombre de mes observations, soigneusement relevées et annotées m'a conduit aux conclusions suivantes qui en découlent naturellement et dont on pourra vérifier l'exactitude mathématique.

Les médecins-inspecteurs qui voudront bien se livrer aux pesages verront leur travail bien simplifié par leur connaissance.

I

Il existe une moyenne d'augmentation régulière mensuelle des enfants en totalité, et des moyennes différentes suivant que ces enfants sont élevés au sein ou au biberon ; ces moyennes n'ont pas une marche identique.

II

Les enfants qui sont dans un état de santé florissant suivent une marche analogue à celle de ces moyennes, suivant le sexe ou la race du sujet ; les accidents légers ne modifiant pas sérieusement cette marche.

III

Tous les accidents de quelque valeur sont marqués par le pesage d'une façon claire, soit au moment, où ils se produisent, soit, ce qui est beaucoup plus précieux, un certain temps à l'avance.

IV

Les accidents dus à l'état hygiénique ou physiologique de l'enfant ou de la nourrice passeraient souvent inaperçus sans le pesage, et il est surtout important pour eux.

V

Une augmentation anormale non liée à un état maladif antérieur appartient, pendant les premiers mois de l'existence, aux enfants dont le poids initial était trop faible, soit par suite d'une grossesse pénible, d'un état maladif de la mère, soit par suite de l'arrivée avant terme.

VI

Une augmentation anormale liée à un état maladif antérieur indique la reprise de l'état de santé et continue généralement jusqu'au retour du tracé à son niveau particulier et quelquefois même le dépasse.

VII

Une diminution ou simplement un arrêt sans état maladif appréciable de l'enfant ou de la nourrice indique, soit une poussée dentaire en voie d'évolution (ce qui est de beaucoup le plus fréquent, soit un état maladif en incubation, vis-à-vis duquel on doit se tenir sur ses gardes

VIII

Une diminution sans état maladif apparent de l'enfant peut être liée, chez ceux qui sont élevés au sein, à des phénomènes physiologiques ou pathologiques du côté de la nourrice, et il y aura lieu d'interroger celle-ci pour savoir si elle est enceinte, si ses règles sont survenues, si son lait a diminué comme quantité ou est devenu impropre à la nutrition. Elle déclarera elle-même si elle est malade.

IX

Une diminution liée à un état maladif bien déterminé indique le degré de perturbation auquel l'enfant a été soumis, par une perte plus ou moins considérable, et elle sera suivie, si la guérison s'effectue, d'une reprise d'autant plus violente que la diminution aura été plus sensible.

X

Malgré la guérison, il peut se faire que l'axe de la normale ait été déplacé, et dans ce cas le tracé se continue régulièrement, mais à un niveau inférieur à celui du début.

XI

Il peut se faire encore que, malgré la guérison apparente, l'état maladif persiste un certain temps. Le tracé est alors troublé pendant un laps de temps analogue et bien plus long que l'état maladif appréciable.

XII

Les augmentations les plus élevées correspondent au mois d'octobre, les enfants ayant presque tous plus ou moins souffert des chaleurs de l'été.

XIII

Par contre les diminutions ou les états stationnaires les plus nombreux auront lieu pendant les mois de chaleur et varieront avec l'intensité de la saison.

XIV

Les tracés exceptionnellement élevés appartiennent tous, sans exception, à l'élevage au biberon, ou à l'élevage mixte avec prédominance du biberon.

XV

Les tracés les plus réguliers appartiennent en grande majorité à l'élevage au sein ou au régime mixte (ce dernier étant de beaucoup le plus fréquent) et sont influencés d'une façon moins apparente, par les divers états maladifs, que les tracés d'enfants élevés au biberon.

XVI

Les tracés les plus irréguliers sout le fait en majorité de l'élevage au biberon : c'est chez eux que l'on rencontre les pertes de poids les plus fortes et les augmentations les plus considérables.

XVII

Les tracés hauts ont une tendance marquée à s'éloigner de plus en plus de la moyenne, de façon à arriver à des chiffres de plus en plus élevés.

XVIII

Les tracés très bas, dans leur continuité régulière, ont au contraire une tendance à s'éloigner de la moyenne en sens inverse, c'est-à-dire à se trouver de plus en plus au-dessous de la normale.

APPLICATIONS PARTICULIÈRES

Dentition.

J'attire l'attention d'une façon toute spéciale sur l'évolution dentaire dont il faut tenir le plus grand compte.

L'influence de la dentition sur le poids est en effet des plus caractéristiques et consiste surtout en un arrêt ou une perte de poids précédant d'un ou deux mois, quelquefois plus, la sortie des dents qui est alors accompagnée d'une reprise, à moins que l'évolution se continuant pressée, son influence continue à se faire séntir. La reprise se fait alors plus tard et souvent en plusieurs fois, au fur et à mesure de l'apparition des dents.

Dans la plupart des cas, la marche générale n'est pas entravée sérieusement, mais quelquefois cependant, surviennent des troubles gastriques, de la diarrhée, des convulsions, etc., ne reconnaissant pas d'autre cause et cessant immédiatement après la sortie, pour recommencer à l'occasion.

Il arrive aussi que, sans accident appréciable, les enfants ne reprennent pas ce qu'ils ont perdu et suivent une marche infé-

— 24 —

rieure à celle du début, de façon à simuler un état maladif prolongé pour l'observateur qui ne verrait que la courbe.

Dans beaucoup de cas en effet, soit au sein, soit au biberon, on peut constater un état stationnaire prolongé, commençant avant le début de la sortie des dents et se continuant jusqu'à l'évolution complète du groupe des 12 et même parfois de celui des 16 dents, avec une durée pouvant atteindre 8 à 10 mois consécutifs, sans aucun progrès, mais sans diminution, et cependant la santé reste satisfaisante.

J'ai donné à cet état particulier, en raison de la forme de la courbe, le nom de *Plateforme de dentition*.

Je ne parle ici, bien entendu, que des enfants n'ayant aucun état maladif appréciable et l'on pourra voir dans la série des tracés que ces enfants n'ont présenté aucun phénomène pathologique.

Le médecin se livrant aux Pesages qui ne relève pas exactement la marche de la dentition, sera souvent dans l'embarras et cherchera bien loin l'explication si simple des anomalies de sa courbe.

C'est ce dont je me suis aperçu dans mes débuts et, dorénavant, j'ai été très méticuleux à ce sujet.

En résumé, la marche régulière du poids est peu affectée ou pas du tout pour 25 0/0 des enfants environ.

Elle est affectée d'une façon appréciable pour 25 0/0.

Elle est sensiblement ou très fortement impressionnée pour 50 0/0.

En général, vers le 8e mois, les tracés commencent à s'infléchir et perdent leur régularité antérieure, sans autre cause que la dentition.

Celle-ci amène dans la marche du poids de la 2e année, des perturbations bien plus sensibles que pendant la première, certains tracés non affectés par les premières dents, l'étant davantage dans la suite de l'évolution.

La date moyenne de la sortie des premières dents est 9 mois pour les garçons, 10 mois pour les filles, sans que le genre d'élevage exerce la moindre influence pour cette apparition.

Les enfants à *Marche de biberon*, dans leur ascension rapide, ne paraissent pas ressentir l'influence de la dentition d'une façon aussi marquée que les autres, surtout pendant la première année.

Le relevé exact de la sortie des dents que j'ai fait avec soin, sera de ma part l'objet d'un travail spécial dans lequel je me verrai obligé de rectifier les dates généralement admises pour l'Evolution des différents groupes et l'influence atribuée au genre d'élevage.

Le grand nombre de mes observations prises dans un tout autre but et pendant une durée de 16 ans, me fournit les éléments nécessaires à une statistique d'autant plus exacte qu'elle n'a pas été cherchée.

L'insuffisance, le peu de richesse du lait ou sa mauvaise qualité, se marquent par une période stationnaire prolongée, sans diminution, à moins qu'il n'y ait défaut absolu, mais dans ce cas, l'élevage ne continue pas.

On ne rencontrera pas une grande quantité de cas francs d'insuffisance, les nourrices en général, usant de l'élevage mixte si elles se sentent à court.

Le pesage met sur la voie et permet de faire prendre les mesures nécessaires (retrait, sevrage, changement de nourrice, biberon) ; la suite de l'Observation indique les résultats obtenus.

A noter les marches rapides les plus extraordinaires chez certains enfants dont la nourrice est insuffisante et que l'on soumet au biberon.

Le passage d'un enfant du sein au biberon et réciproquement, donne lieu à des observations intéressantes par la comparaison de l'ancienne alimentation à la nouvelle. C'est surtout dans la mise au sein des jeunes enfants élevés au biberon et atteints d'affections intestinales graves, que l'on rencontre les tracés les plus probants.

Le sevrage donne des résultats variés, suivant que l'enfant y a été préparé ou non et que la nouvelle alimentation est donnée avec plus ou moins de circonspection. De légers accidents intestinaux y sont fréquents, que le poids vous dénonce.

La grossesse est souvent accompagnée d'un arrêt ou d'une légère perte de poids, mais on a considérablement exagéré ses conséquences au point de vue de la santé de l'enfant.

Sur 28 observations de ce genre que je possède

11 enfants n'ont nullement souffert et leur tracé s'est maintenu malgré plusieurs mois de ce régime.

5 ont souffert très légèrement

11 ont présenté une baisse peu importante et sans durée.

1 a été réellement malade pendant plusieurs mois.

Je fais mes réserves pour celui-ci. Il n'a tété de lait suspect que pendant un mois, son alimentation antérieure était mixte ; il a été atteint d'accidents strumeux très variés, mais la mère est une scrofuleuse avérée et par conséquent il aurait pu présenter les mêmes accidents sans la grossesse de sa nourrice.

Je m'étends un peu sur ce sujet, car c'est le pesage qui a bouleversé mes anciennes croyances.

Les tracés de grossesse ressemblent absolument à ceux de maladies de la nourrice, de règles, d'insuffisance de lait et comme dans ceux-ci, les enfants qui paraissent un peu éprouvés par la grossesse, ne tardent pas à rentrer dans leur état normal à la suite d'un changement de nourrice ou d'alimentation.

Il n'y a donc pas empoisonnement de l'enfant par un lait vicié, mais absorption d'une nourriture dont la qualité ou la quantité ont pu être modifiées.

L'influence produite sur l'enfant est personnelle à la nourrice.

Chez l'une des miennes devenue enceinte 3 fois en allaitant, aucun des nourrissons n'a subi le moindre arrêt dans sa marche. Chez une autre, grosse deux fois, les deux enfants ont diminué sensiblement et leur état général est devenu moins bon.

Les maladies de la nourrice ne tardent pas à retentir sur le poids. Si elles durent, la nourrice sèvre ; si au contraire elles sont de peu de durée (grippe par exemple), l'alimentation peut continuer et donner de bons résultats. C'est au médecin d'indiquer la marche à suivre.

Règles de la nourrice. — Certaines nourrices voient survenir leurs règles assez abondamment et pendant cette période, l'enfant souffre d'accidents intestinaux accompagnés d'une perte de poids. Le retour périodique de ces manifestations devra indiquer le sevrage ou au moins l'alimentation mixte. On ne peut cependant pas faire une application générale, beaucoup de nourrices étant réglées sans dommage pour l'enfant. Il y a là comme pour la grossesse, une question personnelle que le médecin saura apprécier.

Dans le cas de **mauvais soins** donnés par la nourrice, les résultats déplorables des pesées permettent de constater soi-même et de faire apprécier par les parents (s'ils veulent bien nous écouter), le peu de cas qu'ils doivent faire de leur nourrice.

Les **voyages** sont fréquemment suivis d'accidents variés, arrêt de progression, diarrhées pendant l'été, bronchites et grippes pendant l'hiver, diminution ou disparition du lait de la nourrice par changement de régime ; j'ai même rencontré deux cas de méningite survenant immédiatement après un voyage.

Je les interdis dans la mesure du possible, et emploie comme moyen de persuasion la vue des tracés d'enfants ayant voyagé, qui dénoncent clairement leur influence néfaste.

Dans les affections liées à la **Scrofule** *et au* **Rachitisme,** à cause des accidents variés qu'ils occasionnent, il n'y a pas d'indication absolue quant au poids. Il indique le plus ou moins d'influence produite sur l'état général, la rapidité plus ou moins grande du relèvement et par conséquent le succès plus ou moins marqué du traitement.

Dans la **débilité** congénitale ou acquise, on suit les progrès du relèvement s'il a lieu et en particulier les bons effets de la couveuse.

AFFECTIONS INTESTINALES

Les DIARRHÉES CATARRHALES souvent liées à l'alimentation au biberon, ne présentent ordinairement qu'un simple arrêt ou une légère perte de poids, mais comme elles sont sujettes à des récidives fréquentes en toute saison, elles exercent sur la marche générale une influence marquée.

On les rencontre aussi pendant le *sevrage*.

Enfin, on les trouvera de temps en temps, soit au sein, soit au biberon, liées d'une façon intime à la dentition, chaque période diarrhéïque cessant après la sortie des dents pour reparaître avec une nouvelle série.

Ces dernières m'ont toujours paru bénignes et n'ont pas modifié sérieusement les courbes, étant toujours suivies d'une reprise marquée.

LES DIARRHÉÉS ESTIVALES SIMPLES sont souvent à répétition, c'est-à-dire qu'un enfant atteint pendant sa première année, voit à la même époque de la deuxième année, se renouveler les mêmes accidents.

Elles ne sont généralement pas graves, occasionnent souvent un arrêt plus prolongé que les diarrhées catarrhales dues à l'alimentation, mais influent moins sur la marche générale des observations, n'étant dues qu'à une cause saisonnière qui, par sa disparition, permet le relèvement plus rapide.

Malgré leur bénignité habituelle, livrées à elles-mêmes, elles peuvent être suivies d'accidents cholériformes qu'on aurait pu éviter.

LES DIARRHÉES VERTES sont plus graves par leur nature microbienne, elles amènent une diminution très sensible du poids, mais un relèvement important a généralement lieu le mois suivant.

Elles sont rarement suivies de mort, sauf chez les sujets très jeunes.

LA GASTRO ENTÉRITE CHOLÉRIFORME ET L'ATHREPSIE causent le plus grand nombre de décès, surtout dans les premiers mois, mais n'épargnent pas les sujets plus âgés.

Dans la très grande majorité des cas, la perte de poids se fait en deux mois et le relèvement se produit au troisième. Dans quelques cas cependant, cette baisse se produit en un seul mois, mais alors elle est plus sensible et peut dépasser 1 kil.

En général, dans les affections intestinales qui guérissent, le relèvement est très rapide et le niveau antérieur facilement rejoint.

Au contraire des maladies bénignes de cette nature, les affections graves n'ont pas de tendance à récidiver et les enfants qui en ont été atteints paraissent jouir désormais d'une certaine immunité vis-à-vis des affections intestinales communes.

Leur fréquence est considérable chez les enfants élevés au biberon et occasionne 50 0/0 des décès totaux.

GRIPPES.

Les GRIPPES CATARRHALÉS légères ne sont pas accompagnées d'une diminution de poids, mais d'un simple arrêt. La marche des tracés n'en est pas affectée.

Les GRIPPES CATARRHALES INTENSES sont accompagnées d'une perte de poids sans grande importance et le niveau normal est rapidement rejoint, sauf de très rares exceptions où l'on constate un léger changement de niveau.

Les GRIPPES INFECTIEUSES devenues assez fréquentes depuis quelques années, apportent un trouble profond dans les observations, font subir des pertes de poids sérieuses qui, dans certains cas, durent plusieurs mois, grâce aux complications qui surviennent.

Le plus souvent cette baisse dure 2 mois, plus rarement un mois, mais dans ce cas elle est très prononcée.

Lorsque la mort survient, elle est ordinairement causée par des complications cérébrales comme dans la coqueluche, plus rarement par les complications thoraciques.

La dépression occasionnée par cette maladie offre une grande analogie avec celle des affections intestinales, mais ce qui les distingue, c'est la suite de l'observation.

En effet, tandis que dans les affections cholériformes, le niveau antérieur est reconquis avec vigueur et rapidité, dans les grippes infectieuses, la marche est définitivement enrayée, le niveau reste bas et n'a pas de tendance bien marquée à se relever ; l'organisme de l'enfant a été plus profondément touché.

Rougeole. — Sur vingt tracés, je n'en ai pas un seul qui ait présenté des accidents graves ; huit ont été assez bénignes pour ne pas avoir présenté de diminution, douze ont subi une perte suivie d'un niveau un peu inférieur, avec tendance à se relever assez facilement.

Pneumonie. — Baisse de poids considérable. S'il y a guérison, le tracé se continue à un niveau inférieur, sans reprise marquée.

Bronchite capillaire. — Seule, elle ne paraît pas occasionner une perte de poids bien considérable, mais il y a persistance de l'arrêt de progression pendant plusieurs mois. Liée à la grippe, elle n'a plus d'indication spéciale.

Bronchite catarrhale aiguë. — La bronchite catarrhale légère n'influe pas très sensiblement sur la marche du poids ; plus grave, elle n'est pas accompagnée d'une perte considérable et le niveau antérieur a une tendance marquée à être rapidement reconquis.

Broncho-pneumonie. — Elle amène toujours des désordres importants dans la marche du poids, qu'elle soit franchement inflammatoire ou qu'elle soit liée à un autre état maladif qu'elle complique.

Il se produit une diminution notable et le niveau, fortement déplacé, a une tendance à rester bas désormais.

Scarlatine. — Je n'ai rencontré que des cas très bénins, ne donnant aucune indication sûre.

Méningite. — Peu de chose à dire à cause du dénouement presque toujours fatal, sinon que l'état maladif appréciable est précédé d'une perte de poids.

Fièvre typhoïde. — Baisse de 2 mois, mais retour rapide au niveau normal.

Fièvre herpétique. — Baisse sensible d'un mois, retour rapide à la normale.

COQUELUCHES.

Très variables comme intensité, je les divise en :

1º BÉNIGNES sans perte de poids, avec un simple arrêt souvent même incomplet, de 1 à 3 mois.

2º DE MOYENNE INTENSITÉ, avec perte assez sensible pendant le premier mois, le tracé restant influencé pendant une durée variable et ayant une tendance à reprendre facilement le niveau normal.

3º GRAVES avec complications thoraciques ou cérébrales, amenant une baisse très considérable, un trouble très profond et souvent la mort.

Dans le cas de guérison, le tracé ne se relève pas toujours facilement.

Convulsions dentaires. — Elles n'influent pas sérieusement sur le poids, ne font subir qu'une perte médiocre et le niveau normal est facilement rejoint après la sortie des dents.

Certains enfants cependant, très sujets à ces convulsions, voient leur tracé s'affaiblir par suite de la répétition trop fréquente de ces acccidents.

Eclampsie. — Cette affection amène une baisse sensible, laisse des traces durables, le tracé est long à se relever.

La **varicelle** n'a pas d'action marquée.

Tuberculose pulmonaire. — Je possède quelques observations de bronchite suffocante pendant les premiers mois, ayant rendu le tracé très irrégulier suivant les poussées. La mort survenue par méningite tuberculeuse pendant la deuxième année ou par tuberculose pulmonaire n'a pas laissé de doutes sur les accidents primitifs.

Deux cas de tuberculose pulmonaire suivis de guérison pendant la deuxième année ont donné une marche décroissante de plusieurs mois beaucoup plus marquée que dans toute autre affection et suivie d'une longue et brillante reprise.

La **vaccination**, sauf dans le cas d'éruption généralisée, ne m'a pas paru avoir d'influence bien marquée. Il est vrai que dans tous ces cas, je pratiquais le pesage le jour de la vaccination et le pesage suivant, un mois après. L'enfant avait donc eu le temps de se relever s'il avait subi une perte.

Les conclusions qui précèdent, sont le résumé des observations de 1.200 enfants et de plus de 10.000 pesages. Elles ont par conséquent une base assez solide pour servir de point d'appui à toutes les observations nouvelles qui, j'en suis persuadé, ne feront que les confirmer.

La pratique des pesages est l'auxiliaire nécessaire de l'inspection médicale de la Protection, elle tient la nourrice en haleine, rend un compte exact de la santé de l'enfant, permet de prendre le plus rapidement possible les mesures nécessaires dans certains cas et vérifie leur utilité.

PÈSE-BÉBÉ DU DR SUTILS

En cuivre nickelé avec étui en cuir verni
et accessoires...... .... **35** fr.

Feuilles de pesages : **2 fr. 50** le cent. franco de
port.

Adresser les demandes au **Dr SUTILS** à la Chapelle-la-Reine
ou à **M. GALANTE**, fabricant d'instruments de chirurgie, 2, rue
de l'Ecole de Médecine, Paris.

Imprimerie de l'Institut de Bibliographie. — Octobre 99
(Ancienne Maison Monnoyer)

100